ÉTUDES

SUR LES

VEINES DU COU ET DE LA TÊTE.

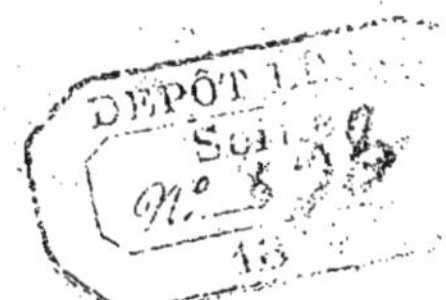

ÉTUDES

SUR LES

VEINES DU COU ET DE LA TÊTE,

Par J.-É. FOUCHER,

Docteur en Médecine,
Aide d'Anatomie de la Faculté de Médecine de Paris,
ex-Interne des Hôpitaux de Paris,
Lauréat des Hôpitaux, Lauréat de la Faculté de Médecine (Prix Montyon),
Secrétaire de la Société Anatomique.

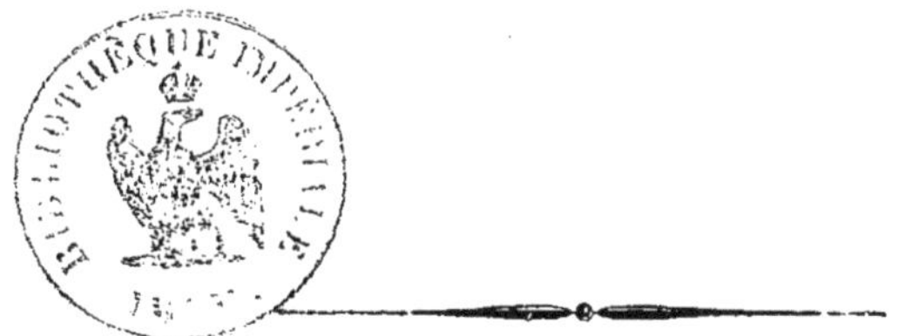

PARIS.

RIGNOUX, IMPRIMEUR DE LA FACULTÉ DE MÉDECINE,
rue Monsieur-le-Prince, 31.

1854

A M. VICTOR FOUCHER,

Conseiller à la Cour de Cassation, etc.

Témoignage de grande estime.

ÉTUDES

SUR LES

VEINES DU COU ET DE LA TÊTE.

L'appareil veineux de la tête et du cou, destiné à ramener vers le cœur le sang des parties supérieures, n'a plus à offrir exactement toutes les conditions que présentent les veines des autres régions; or ici, comme partout, le but fonctionnel a commandé la disposition anatomique. Nous ne serons donc pas surpris de rencontrer dans les veines du cou et de la tête des particularités qui leur sont spéciales, et qui font de cette portion du système veineux un appareil à part. C'est à la vérification de cette idée que j'emploierai la plus grande partie de ce travail, basé sur les recherches anatomiques que j'ai dû faire à l'occasion du dernier concours pour le prosectorat. Nos maîtres nous accusent assez généralement de négliger l'étude de l'anatomie descriptive et chirurgicale; je ne crois pas ce reproche fondé, et je consacrerai un long chapitre à la description des veines du cou et de la tête.

Je ne m'occuperai pas ici des veines encéphaliques et rachidiennes.

ARTICLE Ier.

ANATOMIE DESCRIPTIVE DES VEINES DU COU ET DE LA TÊTE.

L'usage généralement adopté, qui consiste à décrire les vein des branches vers les troncs, usage basé sur la direction du sa dans ces canaux, me semble avoir de graves inconvénients. Ce méthode entraîne, dans la description des veines, une gran obscurité, et je ne doute pas qu'elle ne soit pour beaucoup da la répugnance que témoignent les élèves pour l'étude du systè veineux; l'esprit se représente plus nettement un tronc et ses bra ches que l'ordre inverse. Puisque nous sommes contraints, en an tomie, de créer à chaque instant des artifices descriptifs, nous d vons choisir les plus simples, les plus clairs; si l'on objecte q cette méthode est antiphysiologique, je répondrai que je veux fa de l'anatomie en ce moment, que je ne décris pas le sang veine mais bien les canaux qui le contiennent; qu'enfin la physiologi ses artifices de description, qui ne sont plus les mêmes que ceux l'anatomie, car l'on étudie à part chaque fonction, tandis que tou ou presque toutes s'exécutent en même temps, à chaque insta que l'anatomie, du reste, offre un grand nombre d'exemples l'ordre physiologique ne saurait s'appliquer avec avantage; et, s ce rapport, j'adhère complétement à cette phrase de M. Verneu professeur agrégé de la Faculté : « Personne plus que nous ne connaît la nécessité absolue de divisions dans l'étude des scienc mais nous avons souvent regretté de voir les données physiologiq s'introduire dans les classifications anatomiques, qu'elles obscur sent trop fréquemment » (Verneuil, thèse du concours d'agrégat d'anatomie, 1853, pag. 5).

La difficulté qu'il y a à présenter une description exacte veines de la tête et du cou consiste dans le grand nombre de vari qu'elles présentent. Non-seulement on ne retrouve presque jamais complétement la même disposition sur deux sujets différents, mais encore il est rare que les deux veines homologues de chaque côté se ressemblent exactement ; ceci s'applique du reste beaucoup plus aux veines du cou qu'à celles de la face, dont la distribution est plus constante. J'indiquerai d'abord la disposition qui m'a semblé la plus ordinaire ; puis je mentionnerai les principales variétés que j'ai rencontrées, sans avoir l'espoir de les indiquer toutes (1).

A. La VEINE CAVE SUPÉRIEURE forme le tronc commun des veines du cou et de la tête. Cette veine, après avoir fourni l'azygos à sa sortie du péricarde, et quelques veines péricardiques et médiastines, donne à droite et à gauche un gros tronc, veines *brachio-céphaliques* ou *innominées*, dont chacune fournit deux branches : la *sous-clavière*, qui se trouve à la limite de la région cervicale, et la *jugulaire interne*, qui monte vers les profondeurs de la tête.

La *veine innominée* du côté gauche est plus longue, plus large, plus oblique, que celle du côté droit ; elle croise la partie antérieure de la trachée, et c'est là qu'elle émet le plus souvent, à elle seule, deux veines *thyroïdiennes inférieures*, qui souvent cependant naissent, l'une de la veine innominée droite, et l'autre de la veine innominée gauche, plus rarement des veines sous-clavières. Ces veines

---

(1) Pour réussir à injecter aussi complétement que possible les veines du cou et de la tête, voici le procédé que je crois le meilleur. La matière à injection sera composée de suif contenant un dixième environ de cire blanche, que l'on colorera avec le bleu de Prusse. Un large tube sera placé dans la veine cave supérieure ; puis, le sujet ayant séjourné pendant vingt à vingt-cinq minutes dans un bain d'eau chaude, on poussera l'injection des troncs vers les branches, comme pour une injection artérielle ; seulement il faut avoir soin de pousser l'injection lentement, et d'une manière continue pendant assez longtemps. C'est en insistant que l'on force l'injection à franchir les valvules devenant insuffisantes par la dilatation du vaisseau.

thyroïdiennes inférieures, quelquefois au nombre de trois et quat
ont un trajet et un volume variables, couvrent de leurs flexuosi
et de leurs anastomoses la partie antérieure de la trachée, s'uniss
par une branche latérale volumineuse à la thyroïdienne moyenne
donnent à l'extrémité inférieure de chaque lobe thyroïdien deux
trois rameaux volumineux, qui se distribuent dans la glande en
mostomosant avec les rameaux des autres branches thyroïdienn
Des branches trachéales nombreuses et quelques œsophagien
naissent aussi de ces veines, que nous allons voir établir des relati
en avant avec les veines jugulaires antérieures.

Variétés. J'ai vu les deux thyroïdiennes inférieures naître t
près l'une de l'autre du tronc brachio-céphalique droit, et mon
obliquement vers le corps thyroïde, sans recouvrir la face an
rieure de la trachée. Dans un autre cas, il n'y avait qu'une ve
thyroïdienne inférieure très-volumineuse naissant du tronc brach
céphalique gauche, et couvrant toute la face antérieure de la t
chée. Cette veine unique se divisait en branches qui se rendai
dans chaque lobe du corps thyroïde; dans ce cas, une thyroïdien
moyenne, volumineuse, venait de la jugulaire interne droite,
remplaçait la thyroïdienne inférieure, qui manquait. Dans un au
cas, on voyait quatre veines thyroïdiennes inférieures naissant
tronc brachio-céphalique gauche; les deux branches moyenn
étaient situées sur un plan plus profond que les deux branches l
térales, et formaient de cette façon, par leurs anastomoses, de
plexus veineux superposés : le profond allant à l'ordinaire dans
corps thyroïde, le superficiel passant en avant pour se rendre
partie dans les branches de la thyroïdienne supérieure, en par
dans les branches de la jugulaire antérieure, en avant de la me
brane crico-thyroïdienne. D'autres fois, on ne trouve en place d
deux branches thyroïdiennes inférieures qu'un plexus composé
quatre ou cinq branches avec des amastomoses transversales, et q
monte en avant de la trachée.

Les deux branches de division de chaque tronc brachio-céphalique fournissent toutes les veines que présentent le cou et la tête.

B. La VEINE SOUS-CLAVIÈRE fournit à la région du cou la *jugulaire antérieure*, la *jugulaire externe*, la *scapulaire supérieure*, et la *vertébrale*. Cette veine, du reste, marche en ligne droite le long du bord postérieur de la clavicule, en arrière du muscle sous-clavier, dont l'aponévrose se dédouble pour fournir une gaîne adhérente à la veine.

1° La *veine jugulaire antérieure*, qui naît le plus souvent de la sous-clavière en dedans de la jugulaire externe, provient quelquefois d'un tronc qui lui est commun avec celle-ci ; ces deux veines sont supplémentaires l'une de l'autre quant à leur volume. La jugulaire antérieure, ordinairement double, mais quelquefois simple, se dirige d'abord obliquement en haut et en dedans, ou transversalement en dedans, pour se réfléchir directement en haut, passe entre le sterno-mastoïdien et la jugulaire interne, dans un dédoublement de l'aponévrose cervicale superficielle, puis se place sous la peau, en avant de la glande thyroïde. Inférieurement elle fournit une première branche *transversale, inférieure* et *antérieure du cou*, qui passe entre la peau et les muscles sous-hyoïdiens, donne des rameaux à ces parties, et vient s'anastomoser à plein canal avec celle du côté opposé. Cette veine transversale antérieure du cou fournit des anastomoses, les unes superficielles, les autres profondes; les superficielles font communiquer les veines des deux côtés, et forment un réseau sous-cutané, s'étendant du cartilage cricoïde au bord supérieur du sternum; les anastomoses profondes se font avec la veine thyroïdienne inférieure, avec la thyroïdienne supérieure et les rameaux de la jugulaire interne, qui vont vers l'origine de la trachée et vers les muscles de la langue; plus haut, vers le niveau du bord supérieur du cartilage thyroïde, la veine jugulaire antérieure se divise ordinairement en deux branches : l'une *interne*, que l'on pourrait appeler *sous-mentale*, gagne la peau du menton, se divis en deux rameaux qui marchent vers le bord libre de la lèvre infé rieure, fournissent entre eux des anastomoses nombreuses formai un réseau à mailles polygonales; de ce réseau cutané, partent d veinules qui se rendent dans la muqueuse et les glandules labiales ces veines s'anastomosent avec celles fournies par les labiales inf rieures. La branche *externe* de la veine jugulaire antérieure mon entre les fibres du muscle peaucier vers la partie moyenne du bo inférieur de l'os maxillaire inférieur, donne un rameau transvers de communication avec la jugulaire externe, fournit d'autres r meaux au muscle mylo-hyoïdien, à la glande sous-maxillaire, ve la commissure des lèvres aux muscles qui en font partie, et constit une sorte de plexus latéral, par ses anastomoses, avec les branch de la maxillaire externe et des labiales inférieures. Ainsi la jug laire antérieure, veine sous-cutanée, contribue à former, sous peau, un plexus en avant de la trachée, un autre sur ses côtés, sur le menton et dans l'épaisseur des lèvres, enfin un plexus sur l parties latérales de la mâchoire inférieure.

La disposition que je viens de décrire est celle qui m'a paru exi ter le plus souvent, mais elle est bien loin d'être constante. richesse des veines sous-cutanées de la région antérieure du c dépend souvent d'une seule des veines jugulaires antérieures, l'aut n'existant qu'à l'état de vestige.

Variétés. Dans un cas, la veine jugulaire antérieure gauch naissant immédiatement en dedans de la jugulaire interne, se di sait, vers le milieu du cou, en deux branches : l'une, la sous-me tale ; l'autre, se subdivisant en deux rameaux allant se rendre l' dans la jugulaire externe, et l'autre dans la maxillaire externe ; ce jugulaire antérieure donnait une anastomose transversale à celle côté opposé, qui, plus volumineuse, venait d'un tronc commun av la jugulaire externe, et se divisait bientôt en trois branches : u interne, anastomotique avec la thyroïdienne supérieure; u moyenne, anastomotique avec la jugulaire antérieure gauche; et une externe, subdivisée en deux rameaux: l'un sous-mental, l'autre se rendant dans la maxillaire externe.

Une autre fois, la jugulaire antérieure gauche, très-petite, se jetait, d'une part, dans la jugulaire externe volumineuse, et, d'autre part, dans la thyroïdienne supérieure; tandis que la jugulaire antérieure droite, très-développée, naissant de la sous-clavière, se divisait bientôt en deux branches : l'une externe, se rendant, par deux rameaux, dans la jugulaire externe; et l'autre, se subdivisant en deux rameaux dont l'un passait transversalement au devant de l'os hyoïde, pour former la sous-mentale gauche, tandis que le second donnait la sous-mentale droite et une anastomose à la maxillaire externe.

Sur un autre sujet, on voyait deux jugulaires antérieures naissant de chaque côté d'un tronc commun avec la jugulaire externe, puis se dirigeant transversalement le long du bord postérieur de la clavicule, en avant de la jugulaire interne, dans un dédoublement de l'aponévrose cervicale, pour se rendre vers la partie supérieure, et se diviser, au niveau du cartilage thyroïde, en plusieurs branches : l'une, anastomotique avec la jugulaire externe; l'autre, avec la thyroïdienne supérieure; et la troisième, qui formait la sous-mentale. Un gros rameau allait se jeter dans le tronc commun de la linguale et de la faciale.

Dans un autre cas, la jugulaire antérieure droite, très-volumineuse, provenait d'un tronc commun avec la jugulaire externe, se dirigeait transversalement en dedans pour monter au devant de la trachée, qu'elle cachait presque en entier, puis se divisait en deux branches : une externe, anastomotique avec la linguale; une interne, plus volumineuse, subdivisée en deux rameaux allant se jeter l'un et l'autre dans chaque maxillaire externe, et formant les veines sous-mentales de ce côté; un petit rameau représentait la jugulaire externe jusque sur la partie moyenne du cou. La jugulaire antérieure gauche, beaucoup plus petite, avait la même origine, s'anastomosait avec celle du côté opposé, se divisait en trois branches anastomotiques : l'une, avec la max laire externe; les deux autres, avec le plexus pharyngien latéral.

Enfin j'ai vu les deux jugulaires antérieures, ayant la mê disposition, naître en dedans des jugulaires externes, se diviser milieu du cou en deux branches, dont l'interne se subdivise en de rameaux : l'un anastomotique avec celui du côté opposé, et de ce arcade anastomotique part un tronc qui fournit les deux sous-me tales; l'autre anastomotique avec la faciale. La branche externe subdivise également en deux rameaux anastomotiques : l'un avec faciale, l'autre avec la jugulaire externe.

2° La *jugulaire externe* est la première branche que fournit la sou clavière en dehors de la jugulaire interne; elle naît souvent d' tronc commun avec la scapulaire postérieure ou cervical transvers en tous cas, fournit bientôt la scapulaire supérieure dont le tra est exactement le même que celui de l'artère du même nom. Tou ces veines sont contenues d'abord dans l'épaisseur du feuillet pr fond que présente l'aponévrose cervicale superficielle dans le cre sus-claviculaire

Le tronc de la veine jugulaire externe, après avoir fourni petit rameau qui passe sur la clavicule pour gagner la veine cépl lique, monte obliquement dans le creux sus-claviculaire, atteint bord postérieur, puis la face externe du sterno-mastoïdien, vers partie moyenne, donne en ce point, en arrière, un ou deux ramea anastomotiques avec la cervicale transverse, puis deux brancl musculaires: l'une se dirige d'abord en avant, entre le sterno-m toïdien et les insertions de l'angulaire de l'omoplate, fournit à muscles, descend le long du scalène antérieur, pour s'anastomo avec la scapulaire postérieure, près de son origine à la sous-clavièr l'autre, plus volumineuse, à trajet plus constant, monte en arri le long du bord postérieur du sterno-mastoïdien, pénètre à trav les fibres du muscle, et fournit souvent quelques rameaux anas motiques avec la jugulaire interne; ces rameaux offrent cela de particulier, qu'ils traversent le muscle à angle droit.

La veine jugulaire externe, après avoir fourni ces branches, gagne la partie postérieure de la mâchoire inférieure, vers l'extrémité inférieure de la parotide, et là se comporte de diverses façons : tantôt elle fournit la veine temporale superficielle, et même la maxillaire externe, d'autres fois communique avec la première par une volumineuse, mais courte anastomose, qui traverse la glande parotide, à laquelle elle donne un grand nombre de rameaux. En tous cas, elle fournit une branche *occipitale*, qui monte vers les insertions supérieures du sterno-mastoïdien, sous la peau de l'occiput, et s'anastomose par deux ou trois rameaux avec la branche postérieure de la veine temporale superficielle.

Les *variétés* de la veine jugulaire externe portent non-seulement sur sa terminaison et son origine, mais encore sur son trajet et son volume. Il n'est pas rare, en effet, de la trouver très-reportée en avant ou en arrière, selon le volume de la jugulaire antérieure. Dans un cas, elle naissait de la jugulaire interne à sa partie moyenne; il est rare que son volume soit le même des deux côtés. Je possède un cas dans lequel la jugulaire externe, du côté gauche, assez volumineuse, naît en dehors de la jugulaire interne par un tronc commun avec la scapulaire supérieure, fournit une branche postérieure qui va se jeter dans la jugulaire postérieure, une interne qui joint le tronc commun de la maxillaire externe et de la thyroïdienne supérieure, une moyenne qui se divise au niveau du condyle de l'os maxillaire en occipitale, et en un rameau qui concourt à former la temporale superficielle. La jugulaire externe droite, rudimentaire, naît d'un tronc commun avec la jugulaire antérieure, et se rend dans le tronc commun des veines maxillaire externe et thyroïdienne supérieure.

Sur un autre sujet, la jugulaire externe gauche, volumineuse, naît en dehors de la jugulaire interne, se dirige immédiatement en arrière, envoie un rameau à la scapulaire postérieure, puis se dévie en haut, fournit bientôt une branche postérieure qui, montant ve l'occiput, donne de nombreux rameaux anostomotiques avec ce de la jugulaire postérieure. Le tronc de la veine jugulaire exter continue son trajet et donne deux branches, l'une l'occipital l'autre qui gagne la temporale superficielle. La jugulaire exter droite provient d'un tronc commun avec la jugulaire interne, se pare aussitôt pour se porter en dehors, aussi volumineuse que jugulaire interne, fournit une petite branche anastomotique a la jugulaire antérieure, une autre avec la scapulaire postérieu puis se divise en deux branches d'égal volume, qui se réunissent peu plus haut, de manière à intercepter un espace elliptique; tronc formé par cette réunion, naît l'occipitale, le tronc commun la temporale superficielle et de la maxillaire interne; et une t sième branche qui, se joignant à un rameau de la jugulaire inter va former la faciale et la thyroïdienne supérieure.

Dans un cas, la jugulaire externe droite, née par un tr commun avec la scapulaire supérieure, se rendait en arrière, fo nissant d'abord deux rameaux anostomotiques à la jugulaire a rieure; puis, se dirigeant en haut, donnait une branche postéri occipitale, continuait son trajet, et, vers le condyle de la choire, fournissait la temporale superficielle, l'origine princi de la pharyngienne, et un gros rameau à la faciale. La bra jugulaire externe gauche, plus petite, avait une origine analog celle du côté droit, donnait la branche occipitale, mais ne f nissait pas la temporale superficielle, qui venait de la jugulair terne.

Chez un autre sujet, j'ai pu voir la jugulaire externe droite n de la jugulaire interne à sa partie moyenne, envoyer une p anastomose à la jugulaire antérieure, fournir une branche oc tale, la temporale superficielle, et concourir en outre, avec la j laire antérieure, à former la faciale. La jugulaire externe ga présentait une origine commune avec la jugulaire antérieure scapulaire supérieure, donnait la branche occipitale, la temp superficielle, et concourait, avec la jugulaire antérieure du côté opposé, à former la faciale.

Dans un autre cas, la jugulaire externe droite, à son origine, se dirige transversalement en arrière, fournit une branche qui se subdivise, et donne en bas la scapulaire postérieure, et en haut l'occipitale, qui fournit un grand nombre de rameaux anostomotiques avec la jugulaire postérieure, et quelques-uns avec la jugulaire interne. Alors la jugulaire externe, en se portant en haut, donne deux branches transversales anastomostiques avec la jugulaire antérieure, et va fournir la temporale superficielle, et une branche au tronc commun de la maxillaire interne et de la thyroïdienne supérieure.

La jugulaire externe gauche présente, à son origine, la même disposition. La branche occipitale contribue à la formation des plexus superficiels de la nuque en haut; cette jugulaire externe donne la temporale superficielle, la faciale, la linguale, et une anastomose avec la jugulaire interne.

3° La *veine cervicale transverse* ou *scapulaire postérieure* naît de la sous-clavière, tantôt isolément, tantôt par un tronc qui lui est commun avec la jugulaire externe. Elle se dirige en arrière au devant du muscle omoplato-hyoïdien avec l'artère même du nom, et gagne, comme l'artère, l'angle supérieur et postérieur de l'omoplate, fournissant des rameaux aux muscles qui s'y insèrent, donne une branche ascendante, l'*occipitale superficielle*, qui monte entre le trapèze et le splénius, arrive sous la peau de l'occiput, au niveau des insertions supérieures du trapèze, fournit, dans son trajet, des branches qui traversent ce muscle, et d'autres, plus nombreuses, qui vont se confondre avec celles qui proviennent de la jugulaire postérieure pour contribuer à former le plexus de la nuque. Plus loin, les rameaux de l'occipitale s'anastomosent avec la branche occipitale fournie par la jugulaire externe et avec des rameaux de la temporale superficielle; il est bon de noter que les diverses branches occipitales ont des anastomoses avec les rameaux veineux qui tr versent les trous de l'apophyse mastoïde.

4° La *veine vertébrale* naît de la sous-clavière immédiatement arrière de la jugulaire interne, quelquefois isolément, plus souve par un tronc commun avec la jugulaire postérieure.

Quoiqu'il en soit, cette veine volumineuse monte d'abord avant des apophyses transverses des sixième et septième vertèb cervicales, s'engage dans l'ouverture de la cinquième, et parco le même canal que l'artère vertébrale. Dès son origine, elle four deux branches volumineuses : l'une, qui monte en avant des tr de conjugaison, entre les origines des nerfs du plexus brachial, gagne les insertions des scalènes et de l'angulaire ; l'autre, qui dirige en arrière entre le splenius et le complexus, donne un gra nombre de rameaux aux muscles, et s'anastomose avec ceux fo nis par la branche occipitale de la cervicale transverse et par jugulaire postérieure. Le long de son trajet dans le canal des ap physes transverses, la veine vertébrale donne des rameaux inter qui gagnent les plexus intra-rachidiens, des rameaux antérie qui, au niveau de chaque trou de conjugaison, se rendent dans plexus prévertébral, et des rameaux postérieurs nombreux, qui, uns, sont anastomotiques avec ceux de la veine jugulaire postérieu les autres se répandent dans les muscles de la nuque. Il faut no qu'au niveau de chaque espace intertransversaire, on voit de rameaux se diriger en arrière, longeant, l'un le bord inférie l'autre le bord supérieur des lames des vertèbres, pour arrive la base des apophyses épineuses ; là ils se dirigent vers le som de ces apophyses, qu'ils entourent d'un cercle veineux. Par des a tomoses transversales, ces rameaux veineux, réguliers en géné constituent le plexus vertébral postérieur. Cependant la veine v tébrale sort entre l'occipital et l'atlas, et se termine en partie d la jugulaire postérieure, en partie dans les muscles profonds d nuque ; cette veine, dans son trajet, s'accole exactement aux rois osseuses, de façon que son tronc représente une sorte de sinus vertébral, ou que du moins il peut remplir les usages des sinus. J'ai observé peu de variétés de cette veine ; elles m'ont paru porter surtout sur l'entrée de cette veine dans le canal cervical.

5° La *veine jugulaire postérieure* mérite une mention toute particulière, tant à cause de son volume que du nombre des branches qu'elle fournit ; elle est en effet l'origine de la plus grande partie des rameaux veineux qui forment ce plexus de la nuque si riche, si remarquable, qu'il frappe considérablement quand on l'étudie dans toute son intégrité. La jugulaire postérieure naît de la sous-clavière, derrière la jugulaire interne, quelquefois isolément ; plus souvent, il m'a semblé, d'un tronc commun avec la vertébrale, se trouve avec elle dans un dédoublement aponévrotique, et puis se dirige immédiatement en arrière, entre la première côte et l'apophyse transverse de la septième vertèbre cervicale, monte le long des insertions externes du transversaire épineux, puis s'incline en dedans au niveau de la troisième vertèbre cervicale, pour gagner le sommet de l'apophyse épineuse de l'axis, entre le complexus et le transversaire épineux. A ce niveau, les deux jugulaires postérieures offrent une anastomose transversale, et ensuite chacune d'elles se reporte en dehors vers l'apophyse transverse de l'atlas ; là elle fournit des branches occipitales et mastoïdiennes profondes, des rameaux qui se dirigent vers l'intérieur du rachis, et ordinairement une grosse anastomose avec la branche cérébrale de la jugulaire interne. Dans un cas, la veine jugulaire postérieure, d'un côté, n'existait en quelque sorte pas, et se résumait en un grand nombre de branches flexueuses anastomotiques. Le long de son trajet, la jugulaire postérieure, ordinairement flexueuse, offre des particularités des plus remarquables : au niveau de chaque trou de conjugaison, elle fournit deux rameaux qui vont s'anastomoser avec la vertébrale, et quelques autres qui pénètrent dans le rachis ; d'autres se portent en arrière, se jettent dans les muscles complexus et splenius ; les plus nombreux se répandent entre le complexus et le transvers épineux, s'anastomosent un grand nombre de fois, et sont t ment rapprochés les uns des autres, qu'ils forment une vérit nappe veineuse composée de rameaux assez volumineux et flexu nappe veineuse qui recouvre tout le transversaire épineux, et va, par des branches volumineuses qui traversent ce muscle, c muniquer avec le plexus appliqué sur la colonne vertébrale. J saurais trop insister sur ce vaste plexus veineux, qui n'a pas signalé d'une manière assez particulière. Les veines qui le com sent sont contenues entre deux lamelles aponévrotiques, auxqu elles adhèrent si fortement que la dissection en est très-difficile.

De plus, il n'y a pas de valvules dans ces veines, car l'injec en est facile; c'est ainsi qu'on le trouve toujours rempli, m dans les injections incomplètes des veines du cou. L'idée la précise que l'on puisse se faire de la disposition des veines que sente la nuque, veines tellement nombreuses, qu'il serait im sible de les décrire en détail, c'est de les considérer comme mant, outre le réseau sous-cutané peu abondant, quatre ple l'un situé dans l'interstice du muscle trapèze et du splenius; l'au entre le splenius et le complexus; le troisième, plus abonda entre le splenius et le transversaire épineux; enfin le quatriè entre ce dernier muscle et les vertèbres. Le premier plexus est fo surtout aux dépens de la jugulaire externe et des branches occ tales; le deuxième, par les rameaux de la cervicale transverse troisième dépend de la jugulaire postérieure, et le quatrième une émanation de la vertébrale. Les quatre plexus forment qu plans superposés maintenus par les lames aponévrotiques, com niquent largement les unes avec les autres par des veines n breuses, et surtout volumineuses, qui traversent les couches n culaires auxquelles elles adhèrent; de cette façon, les parties mo de la nuque offrent une richesse de veines insolite, et que l'o trouve guère que dans le bassin, aux approches des tissus verneux.

C. La VEINE JUGULAIRE INTERNE est la plus volumineuse des veines du cou, se continue directement avec les sinus du crâne, et fournit presque toutes les veines de la face. Je ne dois point ici décrire les sinus de la dure-mère ni les veines encéphaliques, pas plus que je n'ai décrit les veines intra-rachidiennes, sur lesquelles les travaux de Breschet n'ont rien laissé à faire.

Cette veine monte le long du cou, d'abord sous le sterno-mastoïdien, en dehors de l'artère carotide, présente souvent une large dilatation en ampoule vers la partie moyenne de son trajet (*sinus de la veine jugulaire*), fournit de gros rameaux aux muscles sterno-mastoïdiens, d'autres plus petits aux muscles sterno-thyroïdien et sterno-hyoïdien, et donne bientôt naissance à la veine thyroïdienne supérieure.

1° La *thyroïdienne supérieure* naît de la jugulaire interne, au niveau de l'extrémité supérieure du corps thyroïdien, se porte flexueuse vers la glande et derrière les muscles sous-hyoïdiens, en croisant la terminaison de la carotide primitive. Cette veine, quand elle est unique, offre un diamètre considérable. La jugulaire interne fournit quelquefois, à peu près au même niveau, une autre branche, qui se rend, par un ou deux orifices, à travers le ligament crico-thyroïdien, dans les muscles et les ligaments aryténoïdiens, répand à la surface externe du cartilage thyroïde un grand nombre de ramuscules, qui se joignent à d'autres venant de la jugulaire interne même ou du côté opposé, de façon que le cartilage thyroïde se trouve entouré à sa face externe d'un réseau veineux très-fin. Cette veine *thyro-laryngée* provient souvent de la branche thyroïdienne supérieure. Après avoir fourni quelques rameaux aux muscles sous-hyoïdiens, les branches de la thyroïdienne supérieure viennent se répandre dans le corps thyroïde, s'anastomoser avec celles fournies par la thyroïdienne inférieure, de manière à former un plexus intra-thyroïdien extrêmement riche. Les branches postérieures se réfléchissent autour des muscles constricteurs, moyen et inférieur, du pharynx, entourent la face postérieure de la trachée, le com mencement de l'œsophage, de manière à constituer, avec celles c côté opposé, un plexus œsophagien formé d'une série d'anses ana tomotiques, et à compléter le plexus trachéal dépendant, en ava des rameaux de la thyroïdienne inférieure.

Variétés. J'ai vu sur plusieurs sujets la thyroïdienne supérieu naître de la jugulaire interne, par un tronc commun avec la facia et la temporale superficielle, et fournir la branche linguale qui a compagne l'artère de ce nom. Une autre fois, la thyroïdienne do nait un gros rameau ascendant qui allait rejoindre la pharyngienn dans un autre cas, la thyroïdienne supérieure naissait du tro profond de la jugulaire interne par un tronc commun avec la li guale et la pharyngienne; enfin, sur un sujet, la thyroïdien supérieure venait de la jugulaire interne par un tronc commun av la maxillaire interne, donnait la branche thyro-laryngée et la li guale inférieure.

Le plus souvent, on voit naître de la jugulaire interne, ava les thyroïdiennes supérieures, une ou deux branches *thyroïdienn moyennes* qui se rendent dans les parties latérales du corps th roïde; ces branches veineuses sont beaucoup plus constantes q l'artère thyroïdienne moyenne.

La *jugulaire interne,* arrivée au niveau de l'os hyoïde, se div en deux troncs: l'un qui continue le trajet de la veine sur les part latérales du pharynx, et qui se rend directement dans le sinus latér c'est le tronc *profond* ou *cérébral;* l'autre, plus superficiel ou *te poro-facial,* qui, à peine éloigné de son origine de 10 à 12 lign fournit une branche *laryngée*, qui passe en avant de la carot primitive, accompagne d'abord l'artère thyroïdienne supérieu et se divise en deux rameaux : l'un, antérieur descendant, pour muscles sterno-hyoïdien, hyo-thyroïdien, crico-thyroïdien; l'aut postérieur transversal, qui marche sur la membrane hyo-thyr dienne, distribue des rameaux aux muscles constricteurs, conco à la formation du plexus pharyngien, puis pénètre dans le larynx, pour fournir à la muqueuse de la cavité laryngienne, à l'épiglotte, et aux muscles. La branche laryngée naît souvent d'un tronc commun soit avec la thyroïdienne supérieure, soit avec la faciale ou la linguale moyenne.

Les deux troncs en lesquels se sépare la jugulaire interne sont loin de toujours offrir la même disposition. Dans un cas, le tronc cérébral fournissait la maxillaire interne, la pharyngienne et les linguales; le tronc temporo-facial donnait la thyroïdienne supérieure, la faciale et la temporale superficielle, de concert avec la jugulaire externe. Sur un autre sujet, on trouvait un tronc cérébral, duquel naissaient la pharyngienne et la linguale, et un tronc temporo-facial, recevant une anastomose de la jugulaire externe, pour fournir la temporo-maxillaire et la faciale. Enfin, dans un autre cas, on voyait naître du tronc cérébral la linguale, la pharyngienne, la thyroïdienne supérieure; la temporale et la maxillaire interne provenaient de la jugulaire externe.

Cependant, le plus souvent, le tronc superficiel ou *temporo-facial* de la jugulaire interne, arrivé au niveau de la glande sous-maxillaire, se divise en deux branches : la *maxillaire externe* ou *faciale*, la *temporo-maxillaire*; quelquefois ces deux branches, la deuxième surtout, naissent en totalité ou en partie de la jugulaire externe.

2° La *veine maxillaire externe* ou *faciale* donne, non loin de son origine, plusieurs rameaux remarquables. Relativement à l'origine de la faciale, j'ai rencontré les variétés suivantes : sur un sujet, elle naissait d'un tronc commun avec la temporale et la thyroïdienne supérieure; sur un autre, elle provenait d'un tronc commun avec la temporale superficielle, la thyroïdienne supérieure, et la linguale inférieure. Dans un cas, c'était la jugulaire externe qui formait la temporale superficielle et la faciale, qui recevait une grosse anastomose de la jugulaire antérieure; enfin j'ai vu, sur le même sujet, la faciale gauche naissant de la jugulaire externe avec la temporale superficielle, tandis que celle du côté droit venait seule de la ju laire interne, recevant toutefois un rameau de la jugulaire an rieure.

On voit que les trois veines jugulaires peuvent participer à l'o gine de la faciale; les connexions les plus fréquentes de cette vei à son point de départ, ont lieu avec la thyroïdienne supérieur la maxillaire interne, la linguale.

Quoiqu'il en soit, la *faciale* donne le rameau *sublingual*, qui vers la glande sous-maxillaire, fournit aux muscles mylo-hyoïdie hypoglosse, génioglosse, génio-hyoïdiens, perfore la glande so maxillaire pour gagner la glande sublinguale, et envoie à la n queuse et aux glandules de la bouche des rameaux qui s'anaston sent avec ceux de la sous-mentale et de la veine linguale. Le rame *palatin* inférieur, provenant aussi de la *faciale*, monte sur les part latérales du pharynx pour atteindre la face externe des amygdal qu'il couvre d'un riche réseau communiquant avec le plexus ph ryngien et le plexus ptérygoïdien,

Le rameau *sous-mental*, situé plus profondément que la branc sous-mentale, formée par la jugulaire antérieure, donne un ram cule qui traverse le peaucier pour aller s'anastomoser avec les meaux de la veine labiale inférieure; puis ce même rameau four sous le bord inférieur du maxillaire, au ventre antérieur du dig trique, au mylo-hyoïdien, au génioglosse, au génio-hyoïdien, ramuscules qui s'anastomosent avec ceux du rameau sublingu et de la veine linguale.

Parvenue au niveau de l'angle de la mâchoire, la veine *facia* qui a traversé la glande sous-maxillaire en lui donnant un gra nombre de ramuscules, fournit trois rameaux *massétérins*, s'anastomosent entre eux, et avec les veines parotidienne, tra versale de la face, buccale et labiale, de manière à constituer à face externe du muscle masséter un riche plexus à mailles polyg nales, qui, enveloppant le muscle, envoie dans son épaisseur anastomoses avec les veines profondes. Continuant son trajet ob quement sur la face externe du muscle buccinateur, bien en arrière de l'artère correspondante, la veine *faciale* fournit une branche *labiale inférieure* et une branche *buccale inférieure.*

La branche *labiale inférieure* se dirige transversalement en avant, fournit de nombreux rameaux anastomotiques au plexus sous-cutané du menton, et vient se perdre, en se subdivisant en nombreux ramuscules, au-dessous de la commissure des lèvres, dans l'orbiculaire, le pyramidal, la muqueuse et les glandules labiales.

La *branche buccale inférieure*, née du côté externe de la faciale, s'étend le long du bord antérieur du muscle masséter, concourt à la formation du plexus massétérin, s'anastomose avec les veines labiales, fournit un rameau superficiel, qui se répand dans le muscle buccinateur, vers le conduit de Stenon, et un rameau profond très-remarquable.

Ce rameau profond de la veine buccale inférieure se réfléchit au-dessous du muscle masséter, en avant des fibres du buccinateur, s'anastomose avec la veine maxillaire interne, au niveau du muscle ptérygoïdien interne, et fournit un grand nombre de rameaux aux deux muscles ptérygoïdiens, de manière à concourir largement, avec les rameaux de la veine maxillaire interne, à former le plexus ptérygoïdien. Ainsi la veine buccale inférieure prend part à la formation de deux plexus veineux : le massétérin, par sa branche superficielle ; le ptérygoïdien, par sa branche profonde.

La faciale fournit encore une *veine labiale moyenne*, qui, née de son bord interne, se dirige transversalement vers la commissure des lèvres, en donnant des rameaux au buccinateur, au pyramidal, à la muqueuse, et aux glandules des lèvres; puis se bifurque pour s'anastomoser avec les veines labiale supérieure et labiale inférieure.

Immédiatement au-dessus de la *labiale moyenne*, naît, de la faciale, la *buccale supérieure*, qui se réfléchit aussitôt en arrière, sous le tronc de la faciale, pour se répandre sur le canal de Stenon, en s'anastomosant avec des rameaux venus de la buccale inférieure.

C'est dans ce point que, sur un sujet, j'ai vu naître, de la faciale rameau profond, se divisant en alvéolaire, nasale et ophthalmi. En tous cas, cette veine fournit alors le tronc *alvéolaire*, qui m profondément vers l'apophyse malaire, et forme à la partie po rieure un abondant plexus alvéolaire, lequel va, en arrière confondre avec le plexus ptérygoïdien, et d'où naissent des ve alvéolaires proprement dites, les palatines supérieures, les ve vidiennes et sphéno-palatines. Ces branches, dont le trajet rapp celui des artères du même nom, sont donc une émanation d maxillaire externe tout aussi bien que de la maxillaire interne, p que le plexus alvéolaire établit un lien étroit entre ces deux ve principales.

On voit encore naître de la faciale un *rameau supérieur de la l inférieure*, rameau petit, qui fournit au buccinateur, et s'ana mose avec la branche inférieure de la lèvre supérieure.

Après avoir fourni les trois rameaux de la lèvre inférieure, la *ciale* s'enfonce sous le muscle grand zygomatique, au milieu d couche épaisse de tissu adipeux, et, au-dessus de ce muscle, do les deux *branches de la lèvre supérieure* : l'une, *inférieure*, pe qui se répand dans le grand zygomatique, le buccinateur et lévateur de la lèvre supérieure, et s'anastomose avec la bran supérieure de la lèvre inférieure; l'autre, plus volumineuse *supérieure*, qui, naissant très-haut de la faciale, descend la lèvre supérieure dans le sillon naso-labial, le long du mu élévateur de la lèvre supérieure, et fournit un grand nombre rameaux, dont deux principaux : l'un externe, qui se répand la lèvre et s'anastomose avec le rameau inférieur, et l'autre inte qui donne au muscle triangulaire de l'aile du nez, et entoure de ramuscules l'orifice des narines, avec ceux de la dorsale du nez. deux branches fournissent dans les lèvres de nombreux ram cules, qui marchent presque parallèlement vers le bord libre. A se trouvent constituées les veines des lèvres, dont la disposition pas du tout semblable à celle des artères, car il n'y a pas, à proprement parler, de veines coronaires labiales.

Entre l'origine des deux veines de la lèvre supérieure, la *faciale* envoie de nombreux rameaux profonds au périoste alvéolo-dentaire du maxillaire supérieur, puis elle fournit la *veine palpébrale inférieure externe,* branche volumineuse, qui passe sous le muscle petit zygomatique, fournissant, dans son trajet, un grand nombre de rameaux anastomotiques avec ceux de la transversale de la face, puis donne aux insertions supérieures des muscles zygomatiques, au périoste de l'os malaire, des rameaux qui pénètrent l'os, où ils rencontrent ceux venus de l'ophthalmique et de la temporale profonde; enfin, arrivée au niveau de l'angle externe des paupières, cette veine palpébrale s'anastomose largement avec la palpébrale supérieure externe, branche de la temporale profonde, avec la palpébrale supérieure interne, branche de la sus-orbitaire, enfin avec la palpébrale inférieure interne. Les nombreux rameaux qu'elle fournit forment dans la paupière inférieure un riche réseau à mailles polygonales, qui se répand dans la peau, le muscle palpébral, les glandes de Meïbomius et la conjonctive.

La veine *faciale* gagne ensuite la partie interne du bord inférieur de l'orbite, en fournissant de petits rameaux anastomotiques à la transversale de la face et aux labiales supérieures, et enfin, au niveau du bord inférieur du muscle orbiculaire palpébral, elle donne la *veine nasale interne antérieure et inférieure.* Cette *veine nasale* mérite le nom d'*antérieure,* parce que plus en arrière, on en rencontre une autre provenant de la maxillaire interne. Elle naît quelquefois d'un tronc commun avec la veine de la lèvre supérieure, longe l'élévateur de la lèvre supérieure et de l'aile du nez, s'anastomose avec la nasale interne antérieure et supérieure, et donne des rameaux qui pénètrent, à travers l'aile du nez, dans la pituitaire, où ils rencontrent les rameaux nasaux venant de la veine de la lèvre supérieure.

Au même niveau, mais en dehors, la veine *faciale* donne la *veine palpébrale inférieure interne,* qui monte sous le muscle orbiculaire, vers l'angle interne des paupières, envoie à la veine palpébr inférieure externe de nombreux rameaux anastomotiques qui co plètent le plexus palpébral, et d'autres rameaux qui passent à l'angle de l'œil, pour rejoindre ceux fournis par la palpébrale s périeure interne.

Arrivée vers l'angle interne de l'œil, la veine faciale fournit u *veine nasale interne antérieure* et *supérieure*. Cette veine descend devant de l'élévateur commun, auquel elle fournit quelques meaux, concourt à la formation du plexus du nez par un rame superficiel qui s'anastomose sur l'aile du nez avec les branches la *nasale interne antérieure* et *inférieure*, puis donne un rame profond qui pénètre par un trou particulier, en arrière de l'aile nez, dans les fosses nasales, et se ramifie dans les méats, où il re contre les rameaux des veines ethmoïdales et nasales postérieur

Un peu plus haut, la veine faciale fournit la *veine dorsale in rieure du nez*, qui se répand, par un grand nombre de rameau sur les parties latérales du nez, et envoie à travers les os prop des rameaux qui pénètrent dans les fosses nasales, où ils se mêl aux veines précédemment indiquées.

La veine *faciale*, arrivée à l'extrémité supérieure de l'apoph montante du maxillaire supérieur, se cache sous l'orbiculaire p pébral et s'anastomose largement avec l'ophthalmique à l'entrée la cavité orbitaire, établissant ainsi une communication importa entre les veines de la face et celles du cerveau; mais, avant de terminer ainsi, la veine faciale a fourni deux branches remarq bles, l'une *frontale*, l'autre *sus-orbitaire*. La *veine frontale* mo directement vers l'os frontal, ou bien forme à la racine du nez u arcade à concavité inférieure; elle fournit la *veine dorsale su rieure du nez*, qui descend volumineuse sur le dos du nez, y re contre les rameaux nasaux déjà décrits, et complète le réseau lobule du nez. Alors la veine frontale, soit seule, soit anastomo avec celle du côté opposé, monte sur la partie moyenne du front sous le nom de *préparate*, et, arrivée vers le sommet du crâne, e émet un grand nombre de rameaux qui joignent ceux fournis par la temporale superficielle, d'où résulte le réseau veineux de la peau du front et du périoste.

La veine *sus-orbitaire* parcourt son trajet sous le muscle orbiculaire des paupières et le surcilier, atteint le bord externe de l'orbite, où elle s'anastomose avec des rameaux de la temporale moyenne ; à son origine, cette veine fournit une et quelquefois deux *palpébrales supérieures internes*, qui se répandent dans la paupière supérieure, en s'anastomosant avec les rameaux de la palpébrale supérieure externe et de la palpébrale inférieure interne ; la veine sous-orbitaire fournit en outre des rameaux anastomotiques avec les branches de l'ophthalmique, d'autres destinés au périoste. Cette veine forme, en définitive, une arcade palpébrale supérieure, bien plus que les veines palpébrales elles-mêmes, qui se subdivisent presque aussitôt en un réseau constitué par des rameaux très-fins. Aucune branche artérielle ne rappelle la disposition de cette veine *sus-orbitaire*.

Ainsi se trouve complétée la distribution de la veine faciale, qui, par ses nombreuses branches, donne à la face, au pourtour des orifices qu'elle présente et à la partie antérieure du crâne. Cette veine faciale, pas plus que ses branches, ne suit exactement le trajet de l'artère du même nom : j'ai vu, sur quelques sujets, la veine faciale, ordinairement unique, offrir une très-petite branche satellite de l'artère et se terminant vers l'angle de l'œil.

3° La deuxième subdivision de la branche superficielle de la jugulaire interne est la veine *temporo-maxillaire*, que l'on pourrait appeler, avec plus de raison, *veine faciale externe postérieure*. Cette veine volumineuse, qui provient souvent de la jugulaire externe, reçoit toujours d'elle un tronc volumineux. Voici, sous ce rapport, les variétés que j'ai rencontrées. Dans un cas, le tronc temporo-maxillaire venait, à droite, tout entier de la jugulaire interne, et à gauche recevait un gros rameau de la jugulaire externe. Dans deux cas, à droite, le tronc temporo-maxillaire naissait en entier de la

jugulaire externe, et à gauche de la jugulaire interne. Sur un su
c'était la jugulaire externe qui fournissait à droite et à gauche
tronc temporo-maxillaire. Quoi qu'il en soit, ce tronc montre d
rière l'angle de la mâchoire à travers la glande parotide, en av
du muscle sterno-mastoïdien, fournit des rameaux cutanés, par
diens, et, arrivé au niveau du col du condyle de la mâchoire in
rieure, se divise en deux branches, l'une *superficielle*, l'autre *p*
fonde.

4° La branche superficielle ou *temporale superficielle* est la co
nuation véritable du tronc temporo-maxillaire. Elle fournit d'ab
une veine *auriculaire postérieure inférieure*, qui monte à traver
parotide, à laquelle elle donne de nombreux rameaux, pour attein
en arrière le lobule de l'oreille, et se répandre sur la peau d
partie postérieure du pavillon, où elle s'anastomose avec l'auri
laire postérieure et supérieure.

La temporale superficielle fournit ensuite la *transversale d*
face ; cette veine, quelquefois double ou même triple, d'ab
recouverte par le bord antérieur de la parotide, se divise bie
en deux branches, l'une inférieure, l'autre supérieure. La bran
inférieure fournit un rameau superficiel, qui envoie un gr
nombre de veinules sur le conduit de Stenon, au plexus massét
superficiel, à la veine buccale, et à la branche supérieure de la t
sversale. La même branche inférieure donne, en outre, un ran
profond qui marche vers le bord postérieur du masséter, se réflé
sur le col du condyle de la mâchoire, pour se terminer avec les
meaux de la maxillaire interne dans le ptérygoïdien externe.
branche supérieure de la transversale de la face entoure de n
breux rameaux la capsule articulaire du condyle maxillaire, et
ses anastomoses avec la veine articulaire forme autour de l'ar
lation un plexus très-serré, qui entoure et cache presque comp
ment cette articulation, et fait communiquer le plexus massét
avec le plexus ptérygoïdien. Ce plexus, très-remarquable, p
rait porter le nom du plexus *péri-articulaire*.

La veine temporale superficielle, arrivée entre l'orifice externe du conduit auditif externe et l'articulation temporo-maxillaire, fournit deux ou trois *rameaux auriculaires antérieurs*, qui couvrent de leurs ramuscules la partie antérieure du pavillon de l'oreille et pénètrent dans le conduit auditif jusqu'à la membrane du tympan.

Au niveau des veines auriculaires, mais plus en avant, naît une veine *articulaire*, qui fournit un grand nombre de rameaux à la capsule et au cartilage interarticulaire.

Alors le tronc temporal superficiel se divise en deux branches terminales : l'une superficielle, continuation du tronc temporal superficiel ; l'autre profonde.

La branche *temporale superficielle* proprement dite se divise en deux rameaux, l'un interne, l'autre externe. Le rameau interne gagne les parties latérales du crâne, en se subdivisant en plusieurs branches qui s'anastomosent avec celles fournies par la frontale et par le rameau externe. Celui-ci passe transversalement en arrière derrière le pavillon de l'oreille, s'anastomose avec les divisions du précédent, et fournit une *branche auriculaire postérieure et supérieure*, puis gagne le muscle occipital pour s'anastomoser avec la branche occipitale de la jugulaire externe. Ces diverses veines, toutes situées entre l'aponévrose et la peau, fournissent à celles-ci un grand nombre de ramuscules, et d'autres qui traversent l'aponévrose pour gagner les veines profondes. Quelques-uns de ces rameaux, dans la région occipitale, s'enfoncent à travers les os jusque dans les veines de la dure-mère.

La branche profonde du tronc temporal superficiel constitue une *veine temporale moyenne*. Cette branche, très-volumineuse et toujours aplatie, s'enfonce sous l'aponévrose du muscle temporal, aussitôt après son origine, et longe le bord supérieur de l'apophyse zygomatique pour atteindre l'apophyse orbitaire externe et devenir sous-cutanée. Dans son trajet, cette veine répand un grand nombre de rameaux, les uns musculaires dans le muscle temporal, les autres anastomotiques avec la branche temporale profonde et avec la branche superficielle. Après avoir donné ces rameaux, la t porale moyenne se divise en trois branches : une supérieure fr tale, une médiane anastomotique, une inférieure palpébrale. branche supérieure frontale tient le milieu entre les rameaux fr taux venant de la faciale et ceux venant de la temporale sup cielle, avec lesquels elle s'anastomose en fournissant des ram cules à la peau, au muscle frontal, et à la partie externe du mu orbiculaire. La branche médiane, longeant le bord supérieur l'orbite, gagne la veine sus-orbitaire. La branche inférieure es *veine palpébrale supérieure externe*, qui se rend vers la partie terne des paupières, s'anastomose par un grand nombre de rame avec la palpébrale supérieure interne et la palpébrale inférie externe, pour compléter le réseau veineux des paupières, desti la peau, aux glandes de Meïbomius, et à la conjonctive.

5° La branche profonde du *tronc temporo-maxillaire* est la *ma laire interne*. Cette veine naît quelquefois de la jugulaire exter en tous cas, communique avec elle par une grosse anastomose tra versale. Après avoir fourni quelques rameaux au muscle sterno-m toïdien, la maxillaire interne se recourbe en avant, avec l'artère même nom, et vient se placer entre les deux ptérygoïdiens; c'es qu'elle fournit avec l'articulaire postérieure et le tronc alvéola un grand nombre de rameaux volumineux qui constituent le ple *ptérygoïdien*. Ce plexus, formé de veines flexueuses, est tellem abondant, qu'il envahit les deux muscles, les pénètre tellem que lorsqu'une injection a bien réussi, on dirait que le muscle t entier est converti en une agglomération de veines.

Entre les ptérygoïdiens, la maxillaire interne fournit une bran *dentaire inférieure*, qui accompagne l'artère et le nerf du mê nom, s'engage avec eux dans le canal dentaire, et fournit au ti de l'os et aux dents. Il n'est pas rare de rencontrer deux vei dentaires inférieures qui communiquent entre elles par des an tomoses transversales. Dès son origine, cette veine dentaire four une branche anastomotique avec la veine buccale inférieure, et u autre qui se répand dans la portion la plus reculée du muscle mylo-hyoïdien.

La veine maxillaire interne fournit aussi deux veines *méningées moyennes,* qui accompagnent exactement l'artère du même nom.

La branche la plus remarquable que fournisse ensuite la *maxillaire interne*, c'est la *temporale profonde*, qui aussitôt se divise en deux rameaux : l'un interne, qui monte sous la partie antérieure du muscle temporal, dans laquelle il se répand ainsi qu'au périoste correspondant, et s'anastomose avec la temporale moyenne ; l'autre externe, qui s'anastomose aussi avec la temporale moyenne ; ce rameau volumineux fournit un grand nombre de veines dans le muscle temporal à sa face profonde, monte le long des insertions supérieures de ce muscle, et atteint les parties latérales de l'os frontal et du pariétal.

C'est ainsi que l'on trouve dans la région temporale trois plans veineux : l'un superficiel ou sous-cutané, l'autre moyen ou sous-aponévrotique, et le troisième, profond ou sous-musculaire. Ces trois plans communiquent ensemble par des anastomoses qui traversent soit le muscle, soit l'aponévrose. Le plan superficiel a des relations avec le plexus massétérin superficiel, tandis que les deux autres établissent plutôt des connexions avec le plexus ptérygoïdien.

Le *rameau profond* ou *cérébral* de la *jugulaire interne*, dans son trajet vers le sinus latéral, ne donne quelquefois aucune branche, mais ordinairement il fournit deux branches principales, la *linguale* et la *pharyngienne*.

6° Les *veines linguales* naissent du tronc cérébral de la jugulaire interne, tantôt seules, tantôt par un tronc commun avec la pharyngienne ; quelquefois elles proviennent de la maxillaire interne, de la faciale ou de la thyroïdienne supérieure.

Ainsi, dans un cas, la linguale inférieure naissait de la thyroïdienne supérieure, la linguale moyenne de la faciale, et la linguale supérieure du tronc cérébral de la jugulaire interne avec la phar gienne ; dans un autre cas, c'était le tronc cérébral qui fournis les linguales supérieures provenant de la faciale ; enfin j'ai vu linguales supérieures et moyennes venir d'un tronc commun ave maxillaire interne et la pharyngienne, qui, dans ce cas, naissai d'un tronc cérébral de la jugulaire interne.

Quelle que soit leur origine, qu'elles naissent par un tronc co mun ou isolément, de la jugulaire interne ou de ses branches m'a semblé que, le plus souvent, il existait *trois veines lingual* l'une *supérieure*, qui s'anastomose largement avec la pharyngien gagne la base de la langue, pour arriver sous la muqueuse, où forme un réseau dorsal très-riche, et envoie en arrière de nombr rameaux sur l'épiglotte et aux amygdales ; le tronc de cette ve accompagne le nerf lingual. La branche *linguale moyenne*, ordi rement la plus volumineuse, immédiatement après son origine dirige en avant, atteint le nerf hypoglosse, qu'elle accompag forme, par ses divisions nombreuses, un plexus sur les parties l rales de la langue, donne à la glande sublinguale, pénètre entr génioglosse et l'hyoglosse, et arrive, sous le nom de *veine ran* sur les côtés du frein, pour se répandre à la face inférieure d langue. La veine *linguale inférieure*, très-petite, souvent uni quelquefois double, accompagne l'artère linguale.

Toutes les divisions de ces trois branches veineuses forment d l'épaisseur de la langue un plexus profond très-riche, à mailles sez larges, et comme variqueux à la pointe ; un autre plexus s muqueux, qui enveloppe presque toute la langue. Cette rich variculaire donne, dans une certaine mesure, à la pointe d langue la disposition d'un tissu érectile. Ces veines, du reste, difficiles à injecter, ce qui tient probablement à ce qu'elles pourvues d'une grande quantité de valvules.

7° Le tronc des *veines pharyngiennes* naît souvent d'un t commun avec l'une des linguales ou isolément du tronc profon la jugulaire interne, quelquefois avec la faciale ou la thyroïdi supérieure, marche en se subdivisant sur les parties latérales, et forme, par ses rameaux noueux et volumineux, un plexus très-riche, duquel partent quelques rameaux méningés, vidiens et sphéno-palatins, mais surtout de nombreuses branches qui vont en arcade rejoindre celles du côté opposé derrière le pharynx, plexus postérieur du pharynx qui communique avec le plexus prévertébral, et duquel partent de nombreux ramuscules qui forment un plexus sous-muqueux; assez souvent le tronc pharyngien se subdivise en deux branches : l'une supérieure, qui gagne le plexus ptérygoïdien; l'autre inférieure, qui, se divisant, fournit le plexus pharyngien latéral et la thyroïdienne supérieure, et donne plusieurs branches transversales remarquables, qui font communiquer en arrière du pharynx les plexus pharyngiens latéraux. J'ai vu une anastomose volumineuse allant de la pharyngienne à la jugulaire externe, en passant au devant de la jugulaire interne.

ARTICLE II.

DISPOSITION GÉNÉRALE DES VEINES DU COU ET DE LA TÊTE; ANASTOMOSES, PLEXUS.

Le système veineux céphalo-cervical, considéré dans son ensemble, peut être divisé en deux parties bien distinctes, l'une antérieure, l'autre postérieure, qui constituent deux appareils dont la fonction ne me semble pas devoir être la même.

L'appareil antérieur comprend les veines jugulaires externe, interne et antérieure, et les branches qu'elles fournissent, entre autres à la tête, les veines pharyngiennes, lacrymale, faciale et temporale. L'appareil postérieur comprend la veine vertébrale et la jugulaire postérieure, et les nombreux rameaux qu'elles répandent dans les parties molles de la nuque; ce dernier appareil se rattache particulièrement à celui des veines du rachis. Les deux appareils ne sont pas complétement isolés; ils ont, au contraire, l'un avec l'au d'intimes relations, par les anastomoses des branches de la vei jugulaire externe avec les plexus de la nuque, et par les commu cations qui existent entre le plexus post-pharyngien et le plex prévertébral; d'où il résulte que la distinction que je viens d'é blir me paraît plutôt commandée par la destination physiologiq que par la disposition anatomique, qui cependant l'autoriserait j qu'à un certain point.

Il ne me semble pas douteux, en effet, que l'on doive admet des différences manifestes dans la circulation du sang veineux da les deux appareils. L'appareil antérieur offre la disposition gé rale des veines des autres régions, sauf peut-être la relation p intime qu'affectent ses troncs principaux avec certaines apo vroses, relation qui, du reste, n'est pas spéciale à la région cer cale. La circulation se fera donc, dans cet appareil, sous l'influe des causes générales du cours du sang veineux aidées par l'acti de la pesanteur; ce sera la grande route centripète du sang vein de la tête; le courant sera continu, sauf le reflux dû aux mouveme respiratoires; la stase sanguine ne peut s'y montrer longtemps y aura toujours une ondée sanguine dont la marche physiologiq est commandée par la disposition des valvules.

Dans l'appareil postérieur, au contraire, nous voyons une fo de canaux tortueux, maintenus béants par leurs adhérences a parties voisines, sans valvules, ou n'en présentant que de rudim taires et toujours insuffisantes dans le cas de réplétion de l'app reil; de telle sorte que ces canaux représentent, en définitive, véritables sinus veineux, et que, vu leur nombre et leur large ils offrent une analogie évidente avec les tissus érectiles. Quand étudie, en effet, le vaste plexus de la nuque en particulier, on porté à le considérer comme une disposition transitoire entre ce des veines et des tissus caverneux. Il me paraît évident dès lors q cette disposition anatomique a un but, et que le sang ne circule p continuellement dans cet appareil, qui est tantôt plein, tan reste à peu près vide, que c'est pour le sang veineux un large diverticulum se remplissant en certaines circonstances en rapport avec la circulation de l'intérieur du crâne et du thorax. Il se fait bien certainement un balancement du liquide sanguin entre ces veines et celles de l'intérieur du rachis; ces dernières viennent toutes se résumer, comme on le sait, dans les deux grandes veines rachidiennes, d'où le sang est repris par d'autres veines qui se jettent dans les plexus extra-rachidiens. La relation anatomique intime qui existe entre les plexus de la nuque et les plexus intra-crâniens conduit à admettre la même relation physiologique entre ces deux ordres de veines; et, à tout prendre, la disposition des veines de la nuque est telle qu'elles peuvent offrir toutes les conditions des sinus de la dure-mère. Le vaste appareil postérieur me paraît donc devoir être envisagé, pour la masse encéphalique en particulier, comme un large réservoir où passe l'excédant du liquide veineux.

Le mélange des plexus de la nuque aux fibres musculaires doit aussi donner aux vaisseaux qui les composent la facilité de se vider sous l'influence de contractions musculaires, et joue ici bien évidemment le rôle qu'on a voulu lui attribuer dans tout le système veineux. Cette force additionnelle était d'autant plus utile ici que l'aspiration thoracique ne saurait avoir sur les canaux tortueux de ces plexus la même action que dans les gros troncs rectilignes qui composent l'appareil antérieur.

En suivant la distribution des veines du cou et de la tête, des troncs vers les branches, on est frappé de la richesse des anastomoses et de la tendance manifeste qu'ont les branches et les rameaux à former des plexus abondants. Or ici les anastomoses présentent tous les modes imaginables : tantôt ce sont deux branches qui se joignent à plein canal (anastomose par inosculation; exemple, les veines pharyngiennes), tantôt des rameaux transverses qui unissent les veines des deux côtés (anastomose par communication tranverse; exemple, les jugulaires antérieures); plus souvent des branches nombreuses qui se joignent à angle aigu ou obtus (exemple, la plupart des plexus), quelquefois à angle droit, comme les rameaux font communiquer le plexus superficiel de la nuque avec les p fonds à travers les muscles; rarement c'est un canal collaté qui se détache du tronc principal pour le rejoindre un peu p loin (anastomose en ellipse); enfin, dans les plexus, il n'est pas r de rencontrer réunis tous ces modes anastomatiques (anastomo composées).

C'est à l'aide de ces communications multiples, si utiles dan système veineux, que s'établit la relation intime qui existe entre veines profondes et les veines superficielles, entre celles du c droit et celles du côté gauche, entre les veines de la face et ce du cou.

La tendance que montre partout le système veineux à former plexus abondants ne me semble nulle part plus marquée dans les veines du cou et de la face, si ce n'est peut-être dans veines du bassin, où ils paraissent préluder à la formation des sus caverneux. Or leur mode de formation m'a paru se rattache deux types principaux : tantôt une branche volumineuse se sub vise tout à coup en une très-grande quantité de gros rameaux, s'anastomosent un grand nombre de fois, et forment une masse neuse variable de forme, et de laquelle partent des rameaux tinés aux parties voisines; c'est, si l'on peut ainsi dire, une so de *ganglion veineux*, ayant ses vaisseaux afférents et ses vaisse efférents; ce sera le *plexus proprement dit;* tantôt, au contraire, ramuscules veineux, avant de joindre le système capillaire, présent aussi des anastomoses multiples, de manière à offrir une gra vascularité dans la région; c'est la fin du système veineux, ce s le *réseau veineux proprement dit.*

Dans l'un et l'autre cas, j'ai rencontré les formes suivantes :

1° De grosses veines tortueuses, souvent variqueuses, s'agglo rent, de manière à former une masse de canaux tous adossés uns aux autres (*plexus conglomérés*): tels sont le plexus ptéry dien, formé en partie par les branches de la veine maxillaire inter le plexus thyroïdien, dans lequel viennent se confondre toutes les veines thyroïdiennes, si abondant que, lorsque son injection a bien réussi, le corps thyroïde ressemble à une masse uniquement formée de veines; le plexus pharyngien latéral, de forme allongée verticalement, et composé de veines très-flexueuses.

2° Des branches veineuses nées, successivement d'un ou de deux troncs, s'étalent entre les muscles et les aponévroses, en communiquant souvent ensemble de manière à former un véritable plan veineux, à mailles très-étroites (*plexus planiforme* ou *en nappe*); telle est la forme des plexus de la nuque et des plexus temporaux.

3° Les veines s'anastomosent à angle aigu ou obtus formant des nappes à mailles larges, polygonales (*plexus aréolaires*); c'est ce que nous offre le plexus sous-thyroïdien, le plexus massétérin, le plexus latéral de la nuque.

4° Enfin des arcades anastomotiques entourent un organe de demi-cercles veineux unis parallèlement les uns aux autres par des branches de communication (*plexus annulaires* ou *aréiformes*); tel est le plexus pharyngien postérieur.

Les réseaux proprement dits offrent à la face et au cou des formes qui se rapprochent de celles du plexus pour certains d'entre eux; c'est ainsi que dans les paupières, sous la peau du cou, on trouve des *réseaux à mailles polygonales* ou *aréolaires;* la même disposition se remarque dans les réseaux alvéolaires; dans le réseau dorsal de la langue; mais, dans les lèvres, dans les narines, ce sont des veinules qui marchent parallèlement les unes aux autres vers le bord libre (*réseau à veines parallèles*); enfin, autour du canal de Stenon, comme autour de celui de Warthon, et autour de l'articulation temporo-maxillaire, on remarque un réseau veineux fort riche, qui entoure complétement de mailles serrées ces divers organes (*réseaux engaînants*).

Enfin, pour compléter l'histoire du plexus et des réseaux veineux de la tête et du cou, il me suffira de rappeler que les uns sont profonds, les autres cutanés, que la région temporale présente trois plexus veineux superposés, l'un sous-cutané, l'autre sous-aponévro tique, et le troisième sous-musculaire; que l'on en rencontre u superficiel et un profond dans la région massétérine; que les gland salivaires, outre les veines qui les traversent, sont entourées pa un plexus veineux abondant; qu'au devant de la trachée, on trouv deux plexus superposés : l'un superficiel, dépendant de la jugulair antérieure; l'autre profond, formé par les thyroïdiennes inférieures que dans la langue on trouve aussi un réseau sous-muqueux et u plexus profond.

La richesse anastomotique des veines du cou et de la tête expl que comment il se fait que l'oblitération de quelques-uns des gr troncs veineux du cou peut avoir lieu, sans produire les acciden que nous sommes habitués de leur rapporter dans beaucoup d'au tres régions.

Il résulte des anastomoses et des plexus que, si les veines, pris isolément, sont moins flexueuses que les artères, l'appareil tout en tier présente un plus grande quantité de courbures. Ce serait là, sa doute, un obstacle ajouté à tant d'autres que rencontre déjà le cou du sang veineux, si l'on sortait de cette idée qu'un grand nomb de ces vastes plexus veineux ne sont que des trop-pleins, et que sang veineux gagne les troncs sans passer forcément dans le déda des plexus qui sont sur son trajet. Dans les circonstances ordinaire le courant sanguin ne traverse, d'une façon continue, que les bra ches et les troncs qui se suivent directement; d'ailleurs, les fonctio du système veineux étant multiples, ces larges voies collatéral sont en rapport avec d'autres usages que celui de servir à la circ lation; ils doivent certainement concourir pour beaucoup à la pui sance de l'absorption.

J'aurais voulu établir ici un parallèle entre les veines et les a tères du cou et de la tête, mais il me faudrait entrer dans des déta qui m'entraîneraient bien au delà des limites que je veux donner ce travail; je me bornerai donc à signaler quelques vues d'ensemb sur ce sujet.

S'il est vrai de dire que le système artériel et le système veineux présentent une certaine analogie de distribution, il ne faudrait cependant pas appliquer cette idée dans un sens trop absolu, et croire que l'on peut prendre une connaissance suffisante de la disposition des veines en étudiant celle des artères; on trouverait, en effet, un bien grand démenti dans l'étude des veines de la tête comparées aux artères. Les artères sont plus flexueuses que les veines, à la face surtout, mais elles sont bien moins nombreuses. Outre le volume des jugulaires internes comparées aux carotides, il faut remarquer l'existence des veines jugulaires antérieures, externes et postérieures, que rien ne représente dans le système artériel; il faut signaler ces nombreux plexus que j'ai examinés. Il est bon de noter cependant que chaque branche artérielle n'est accompagnée que par une veine, et que ce n'est que très-exceptionnellement que l'on en rencontre deux; mais ces veines satellites elles-mêmes sont loin de suivre exactement le même trajet que les artères. Sans aucun doute, sauf les anomalies fréquentes, la jugulaire interne représente la carotide primitive jusqu'à sa division; mais là déjà l'analogie disparaît, et nous ne retrouvons plus complétement la reproduction des deux carotides externe et interne et de leurs branches. Les veines linguales naissent le plus souvent de la branche profonde de la jugulaire interne, n'accompagnent pas pour la plupart l'artère linguale, et n'offrent pas le même mode de distribution dans la langue; les veines pharyngiennes n'ont, avec les artères du même nom, qu'une analogie très-éloignée; la veine faciale, quelquefois double, située en arrière de l'artère, présente des différences importantes dans son mode de distribution à la face; et dans cette région, nous remarquons que les veines n'offrent pas le mode de détermination des artères au pourtour des orifices naturels, bouche, nez, paupières.

Quelle différence ne trouve-t-on pas aussi dans la distribution des rameaux des veines temporales, de la maxillaire interne, et ceux des artères du même nom ! Rien ne représente non plus, dans système artériel, ces trois plans veineux que nous offrent la régi temporale, la région masssétérine, non plus que les vastes plex veineux de la nuque, et les réseaux qui entourent la glande sou maxillaire et la parotide. Ce qui différencie surtout les artères d veines, c'est la disposition plexiforme de ces dernières dans la tê et dans le cou. Je ne pense pas, du reste, que l'on puisse voir une confirmation de la loi posée par J.-F. Meckel (*Manuel d'anat* tom. 1, pag. 171), à savoir : que les anastomoses se multiplie partout où le cours du sang dans les vaisseaux veineux devie moins facile. Je crois qu'il faudrait modifier cette loi, et dire q les anastomoses se multiplient dans les veines là où il est besoi pour que le cours du sang y devienne moins facile, et que son acc mulation y soit possible dans des circonstances données.

Un dernier point sur lequel je veux appeler l'attention est ce relatif à la communication du système veineux avec le système ly phatique ; on sait que c'est dans la région du cou que cette co munication a lieu. Les recherches faites sur ce point, par M. Bo lard et par moi, nous ont appris que : 1° la terminaison la p constante est celle qui a lieu par un abouchement unique dans veine sous-clavière gauche, immédiatement en arrière de la ve jugulaire interne. Trois fois nous avons vu le canal se bifurqu peu avant son embouchure ; deux fois il se terminait par tr branches, et une fois par six. Dans les cinq premiers cas, branches aboutissaient isolément dans la veine sous-clavière gauc et à très-peu de distance les unes des autres ; dans le sixièm deux branches allaient se jeter dans la veine sous-clavière, d dans la jugulaire interne, et une dans la vertébrale gauch 2° l'embouchure du canal thoracique ne présente pas, à be coup près, dans tous les cas, un renflement ampulliforme, e résulte de nos recherches sur les lymphatiques du cou et de l'a selle, que ce renflement, quand il existe, n'appartient pas plus canal thoracique qu'aux troncs lymphatiques formés par les va seaux efférents des ganglions cervicaux ou axillaires. Nous ne l'avons en effet rencontré que dans le cas où ces troncs venaient se jeter dans la veine sous-clavière, conjointement avec le canal thoracique ; il est pour nous l'exact représentant de cet autre renflement, aussi peu constant que lui, que l'on rencontre du côté droit, et auquel on a cru devoir donner le nom de veine lymphatique droite ; si bien qu'on pourrait, au même titre, l'appeler veine lymphatique gauche (1).

3° Il résulte implicitement de ce qui précède, que l'existence de la veine lymphatique droite est loin d'être constante. Lorsqu'on la rencontre, elle est toujours très-courte, et mesure à peine 7 millimètres ; c'est plutôt un confluent auquel viennent aboutir les vaisseaux lymphatiques du cou et de l'aisselle du côté droit, ainsi que ceux du cœur, du lobe supérieur du poumon droit, et les vaisseaux efférents des ganglions intercostaux supérieurs du même côté.

4° Notre étude n'a porté que cinq fois sur les vaisseaux lymphatiques du cou et de l'aisselle, et le résultat de notre observation confirme le parallèle que nous établissons entre la veine lymphatique droite et le renflement supérieur du canal thoracique ou veine lymphatique gauche. Trois fois nous avons observé à droite et à gauche la disposition décrite par les auteurs comme normale : à droite, un confluent commun ou veine lymphatique droite ; à gauche, les vaisseaux lymphatiques du cou et ceux de l'aisselle, venant se réunir au canal thoracique, qui présente un renflement. Dans les deux autres cas, une fois il y avait de chaque côté trois troncs distincts s'ouvrant isolément dans la veine sous-clavière ; une autre

---

(1) C'est par erreur que la plupart de ces détails ont été reproduits dans la thèse de M. Verneuil, comme une note inédite de M. Boullard, puisqu'ils sont extraits d'un article que cet habile collègue et moi avons inséré dans le numéro du 9 avril 1853 du *Moniteur des hôpitaux*.

fois, les vaisseaux lymphatiques de l'aisselle allaient à droite et gauche se jeter dans la veine axillaire.

Quel que soit du reste le mode de terminaison du canal thoracique, sa portion cervicale est toujours adhérente aux plans aponévrotiques.

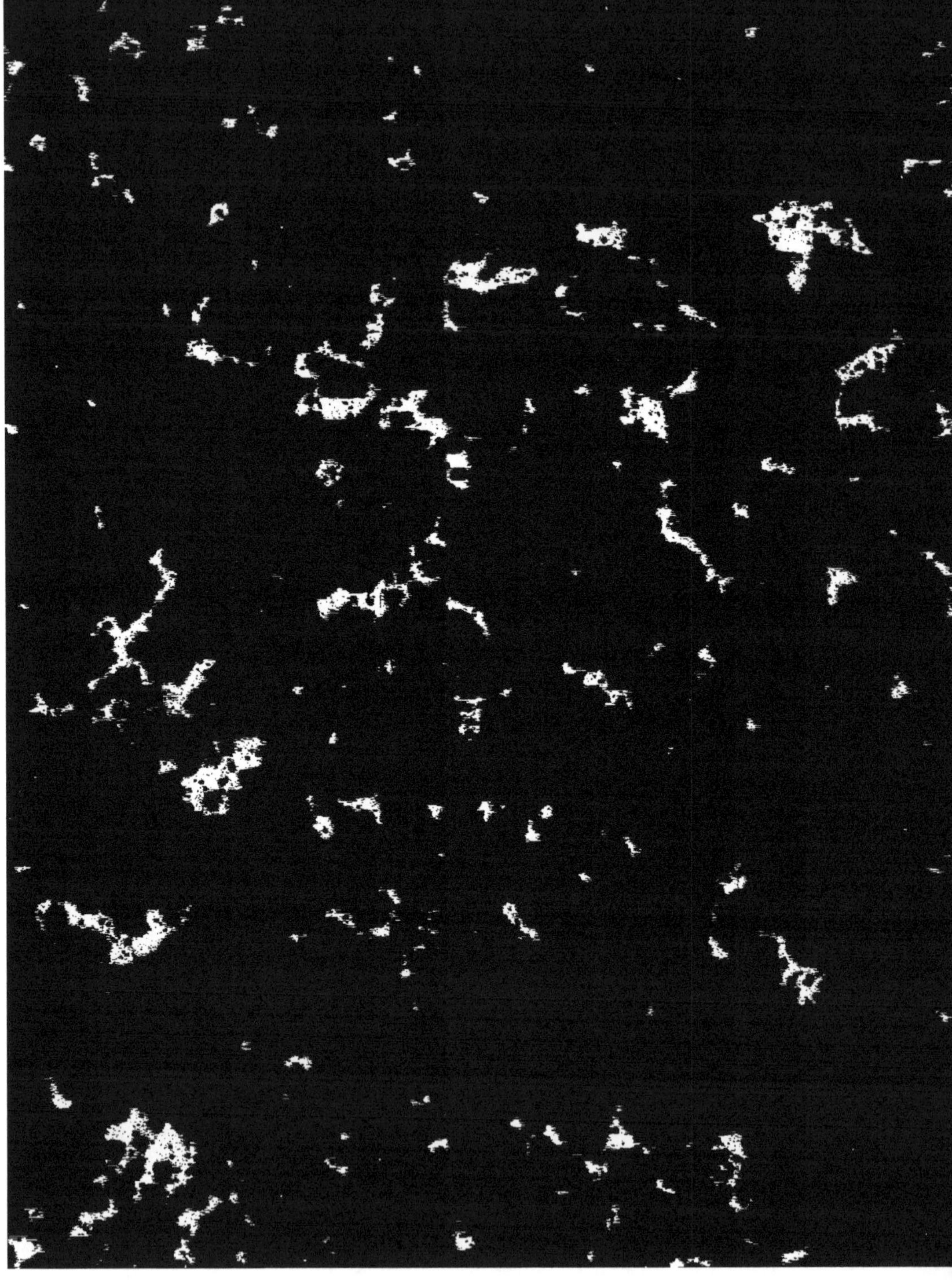

www.ingramcontent.com/pod-product-compliance
Ingram Content Group UK Ltd.
Pitfield, Milton Keynes, MK11 3LW, UK
UKHW012300240726
13966UKWH00004B/1533

9 782012 885318